# ÉTUDES
# MÉDICO-THÉOLOGIQUES

## SUR

## LES ANESTHÉSIQUES

### PAR

## L'ABBÉ L. PIERACCINI

#### CURÉ AU DIOCÈSE D'AJACCIO

CHAPELAIN D'HONNEUR DE L'INSIGNE BASILIQUE DE LORETTE
ET DE LA CATHÉDRALE DE SAINTE-LUCIE (MESSINE)
CORRESPONDANT DE L'ACADÉMIE PONTIFICALE TIBÉRINE
MEMBRE DE L'ASSOCIATION CATHOLIQUE DE LONDRES
ET DE PLUSIEURS SOCIÉTÉS SAVANTES

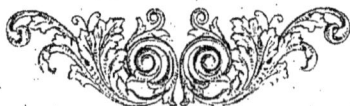

## NICE

### IMPRIMERIE DU PATRONAGE SAINT-PIERRE

#### (ŒUVRE DE DON BOSCO)

#### 1893

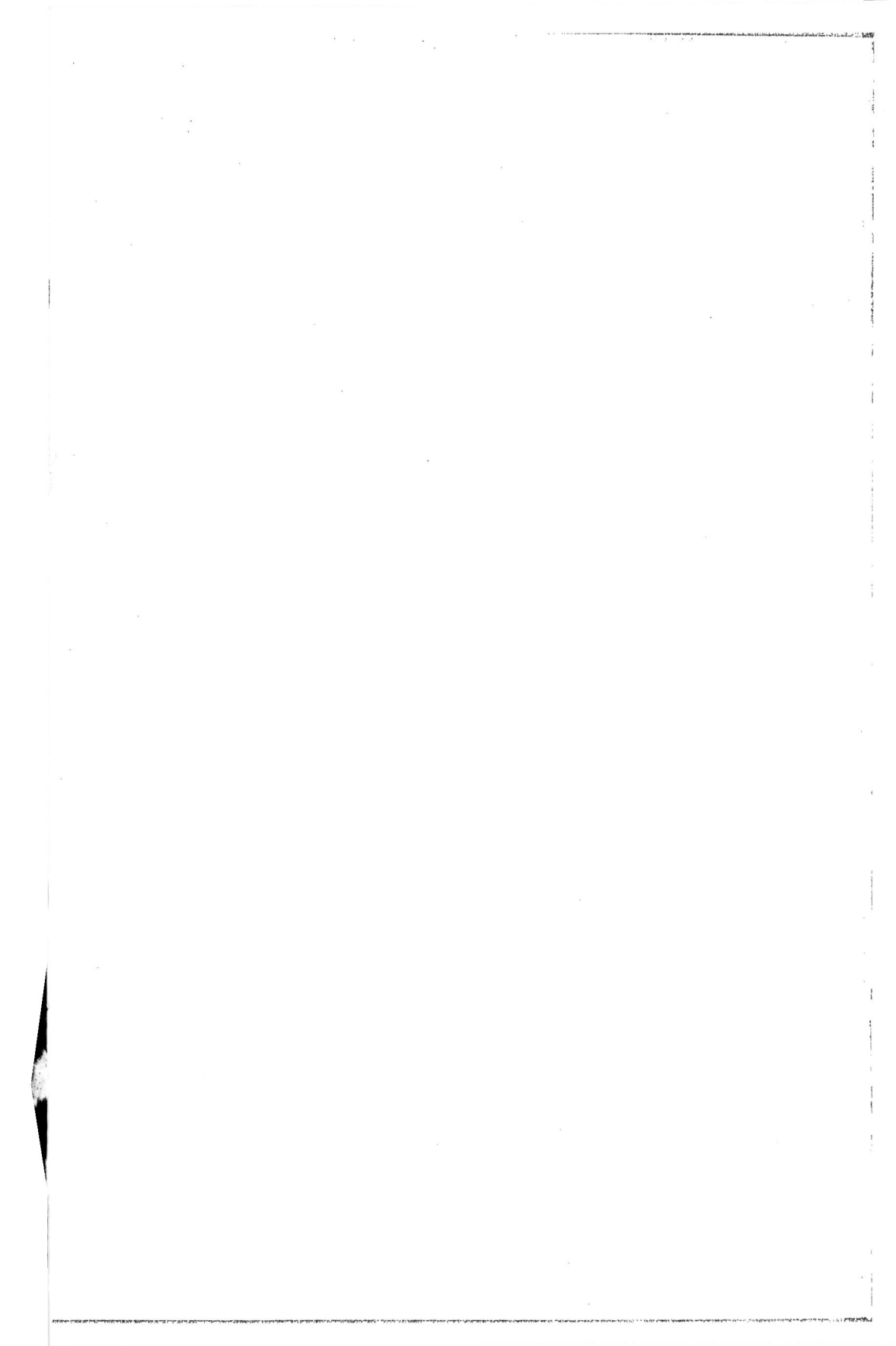

# ÉTUDES MÉDICO-THÉOLOGIQUES

SUR

# LES ANESTHÉSIQUES

# ÉTUDES
# MÉDICO-THÉOLOGIQUES

## SUR

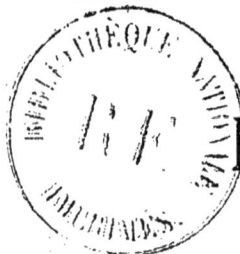

## LES ANESTHÉSIQUES

### PAR

## L'ABBÉ L. PIERACCINI

CURÉ AU DIOCÈSE D'AJACCIO

CHAPELAIN D'HONNEUR DE L'INSIGNE BASILIQUE DE LORETTE
ET DE LA CATHÉDRALE DE SAINTE-LUCIE (MESSINE)
CORRESPONDANT DE L'ACADÉMIE PONTIFICALE TIBÉRINE
MEMBRE DE L'ASSOCIATION CATHOLIQUE DE LONDRES
ET DE PLUSIEURS SOCIÉTÉS SAVANTES

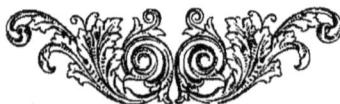

## NICE

IMPRIMERIE DU PATRONAGE SAINT-PIERRE

(ŒUVRE DE DON BOSCO)

—

### 1893

# LETTRE

DE

## M. le Docteur A. FERRAND

Médecin de l'Hôtel-Dieu de Paris
Chevalier de Saint-Grégoire-le-Grand
Président général de la Société médicale de Saint-Luc

*Monsieur le Curé,*

Je ne me suis pas contenté de lire votre intéressant travail ; j'en ai donné lecture à notre Société de Saint-Luc, Saint-Cosme et Saint-Damien, qui est une réunion de médecins chrétiens. L'impression a été des plus heureuses, et tous ont été d'avis que la publication de ces pages ne pourra qu'être utile.

Une réserve seulement nous a paru opportune relativement au rôle des anesthésiques et à la nécessité de la douleur physique.

La douleur est un fait, sans doute, mais il n'est nullement interdit de s'en affranchir quand on n'emploie à cet effet que des moyens honnêtes. Le danger vient de ce qu'on demande souvent aux anesthésiques non pas seulement la suppression de la douleur, mais des sensations particulières --- la provocation de ces sensations les faisant tourner vite à l'état de besoin impérieux auquel il devient de plus en plus difficile de se soustraire.

Il est contestable aussi que l'état d'hypnotisme soit susceptible de réveiller l'énergie de l'âme; le contraire semblerait plus probable.

Malgré ces réserves, votre travail a séduit, par la sagesse de ses conclusions, et je m'excuse d'avoir bien tardé à vous en donner avis.

Veuillez agréer, Monsieur le Curé, avec mes respects, mes sentiments tout dévoués.

Dr A. Ferrand,

*Président de la Société de S.-L., C., D.*

Paris, le 27 février 1893.

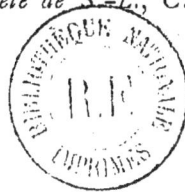

# AU LECTEUR

En cette fin de siècle, tout le monde se préoccupe de ces folies toxiques qui sévissent sur l'élite des penseurs. L'attention du public, à l'heure actuelle, est éveillée par les phénomènes étranges de l'hypnotisme. Pour les savants, c'est un sujet d'études et d'observations profondes, mais pour la plupart, c'est un simple objet de curiosité.

Le clergé catholique ne pouvait se désintéresser de ces graves et hauts problèmes, surtout après les travaux des Charcot et des Bourneville, qui se sont posés en adversaires des dogmes révélés.

Déjà, des maîtres éminents, ont jugé à la lumière de la science et de la théologie, les pratiques de l'intoxication volontaire et les procédés de l'hypnotisme.

Malheureusement, aujourd'hui, on ne lit plus guère les gros ouvrages. Distrait par les agitations sociales, le public extrascientifique n'est plus capable d'une attention soutenue : il peut donc, à son insu, n'avoir que des idées confuses sur ces graves questions.

Aussi, en publiant ces pages, l'auteur ne prétend nullement donner une étude complète de ces mystérieux phénomènes qui attirent l'attention du philosophe et du théologien. Dans ce petit travail, on trouvera un simple exposé de ces doctrines nouvelles qui ont revêtu de nos jours une importance exceptionnelle.

De savants professeurs spécialistes, des théologiens éminents, qui ont examiné ces Etudes, estiment que malgré les œuvres magistrales qui existent, elles peuvent encore rendre d'utiles services.

La Société médicale de Saint-Luc, Saint-Cosme et Saint-Damien en a accepté les conclusions.

Fondée dans un but religieux et scientifique, cette Société a pour objet l'étude des questions philosophiques ou psychologiques qui ressortissent à la médecine.

C'est devant cette Société médicale que son illustre Président général, le savant docteur Ferrand a donné lecture de ces Etudes.

La lettre que cet éminent professeur a bien voulu adresser à l'auteur est une recommandation et un éloge.

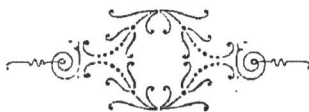

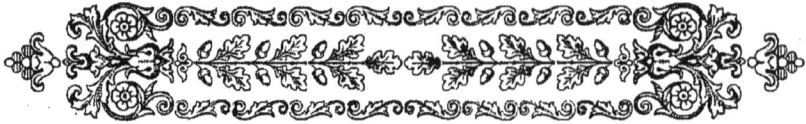

# ÉTUDES

# MÉDICO-THÉOLOGIQUES

## sur les Anesthésiques

En face de l'innombrable quantité de moyens cura-
tifs employés par les médecins en ce temps-ci, après
les savantes découvertes en thérapeutique et en chi-
rurgie, le théologien comme le psychologue est souvent
appelé, non à apprécier les symptômes des maladies ou
l'opportunité des remèdes, mais les effets dangereux
de certains médicaments très actifs souvent employés
en dehors de la surveillance du médecin.

En cette fin de siècle où les émotions morales sont
si vives, au milieu de la lutte pour l'existence si fé-
conde en déboires et en désillusions, l'on voit tous les
jours les plus belles activités absorbées en peu de temps
par des habitudes néfastes qui entraînent nécessairement la folie, le marasme et la mort. Cette épidémie
toxique sévit sur toutes les classes de la société, mais
surtout sur l'élite intellectuelle.

Dans le but de remédier à un affaissement passager, de se procurer les jouissances d'un paradis artificiel, et surtout pour calmer la douleur, que d'hommes intelligents et énergiques se préparent le ramollissement prématuré, la décadence morale et la paralysie progressive !

Certes, on retrouve l'emploi des excitants dans tous les temps et dans tous les pays : dans les barbaries comme dans les sociétés les plus civilisées, l'homme a toujours cherché à se créer un paradis imaginaire ou à échapper à la souffrance. Sans accorder que la douleur est nécessaire pour la conservation de la vie physique, sans dire avec les stoïciens qu'elle n'est pas un mal, on doit convenir que la souffrance ne peut être épargnée à la nature humaine dans les conditions actuelles. De profonds observateurs, d'illustres médecins ont même soutenu l'utilité de la souffrance comme moyen pathologique. Salgues, Bidard sont allés jusqu'à dire que l'état de souffrance est nécessaire, en une certaine mesure, pour l'heureuse terminaison des maladies. Mais ce qu'on ne peut mettre en doute, c'est que l'homme absolument exempt de douleur est une chimère, une véritable contradiction. Il n'est même pas défendu de croire, avec le poète, que la douleur est un remède donné par le Créateur pour purifier l'homme et le préparer aux ravissements indicibles de l'éternelle Patrie :

> Soyez béni, mon Dieu, qui donnez la souffrance
> Comme un divin remède à nos impuretés,
> Et comme la meilleure et la plus pure essence,
> Qui prépare les forts aux saintes voluptés !

Quoi qu'il en soit, la douleur, ici bas, est une nécessité à laquelle nul ne peut se soustraire. C'est donc une action coupable que de se procurer des sensations inusitées, se créant ainsi une existence factice qui annihile la volonté. Incapable de résister aux terribles effets de ces médicaments perfides, on songe au danger des accoutumances. On ne pourra bientôt plus penser sans le secours de la morphine et de l'éther.

Il n'appartient pas au théologien d'appliquer le traitement curatif et de connaître les perturbations plus ou moins graves causées par l'usage des anesthésiques et des excitants. L'abus de ces dangereuses substances entraîne infailliblement une série interminable d'accidents morbides paralysant le cœur, encroûtant les viscères et présentant toutes les caratéristiques de l'empoisonnement. Mais le moraliste peut apprécier l'affaissement complet de la volonté, l'irrésistible tendance aux actes les plus coupables et cette prostration morale et intellectuelle, dernière nuance d'une douloureuse existence. Sous l'influence de ces poisons, l'homme devient facilement accessible aux suggestions criminelles. Certains individus, sous l'action dépressive de ces breuvages troublants, ne peuvent réprimer la tendance ou la velléité de résistance à certains actes mauvais que des manœuvres coupables peuvent provoquer. Par l'abus des excitants, la vitalité subit soudainement, même chez les individus les mieux portants, une sorte de retrait, une atrophie morale qui amène les désordres cérébraux les plus graves, la folie, le marasme et la mort précédée d'inexprimables angoisses.

Jusque dans ces derniers temps, le théologien n'était amené qu'incidemment à dire un mot de l'abus des anesthésiques en général et de l'opium en particulier. D'aucuns condamnaient l'emploi abusif de ces substances dangereuses même au point de vue thérapeutique. Le Saint-Siège Apostolique, consulté à diverses reprises par les Evêques de la Chine, s'était occupé de l'emploi de l'opium dont il avait condamné l'usage mauvais, coupable, sans distinguer entre la médication et l'abus, fait en dehors de la surveillance du praticien. Mais, de nos jours, le théologien dont l'attention a été éveillée par toutes sortes de folies toxiques, par les désordres effrayants causés par l'abus de la morphine, de la cocaïne, de l'éther et de toute la série des anesthésiques, excitants ou paralysants, a demandé une règle précise. C'est ainsi que dans l'acte le plus important qui ait paru à ce sujet, dans l'Instruction que le Saint-Siège a adressée aux Evêques de l'Asie, il est question de l'emploi des anesthésiques, opium ou ses composés, qui peut être fait dans un but thérapeutique, et de l'abus de ces drogues funestes, ce qui est implicitement reconnaître que tout n'est pas condamnable en cette matière.

Nous n'avons pas l'intention de rassembler et d'alléguer ici toutes les réponses données par les Congrégations romaines et relatives à l'emploi de l'opium. Nous nous contenterons de citer la déclaration la plus récente émise par le Saint-Siège à la date du 29 décembre 1891. Pour enlever toutes les incertitudes, l'Autorité suprême explique et modifie les instructions adressées à diverses reprises aux Evêques de l'empire de Chine. La doctrine exposée longuement dans cette Instruction se résume en ces mots: « — On peut employer l'opium dans un but thérapeutique, à la condition que l'emploi et la dose ne puissent dépasser les limites appéciées par le médecin et avec la prudence et les précautions nécessaires pour en prévenir l'abus et les effets pernicieux. *Opium sumi posse per modum medicinæ, ea tamen lege ut modus et quantitas serventur quœ medicinalem rationem minime excedat et debita diligentia, et cautelis adhibitis, ut ejusdem abusus malique effectus exinde profluentes præcaveantur.* »

Avant tout il convient de remarquer que cette déclaration solennelle s'applique non seulement à l'abus de l'opium et de ses composés: laudanum, etc., ou de ses dérivés: morphine etc.; mais aussi à l'emploi de tous les anesthésiques et paralysants qui produisent des perturbations graves assez analogues à celles causées par l'opium ou l'éther.

Ainsi, d'après ces régles si sages tracées par le Saint-Siége Apostolique, l'emploi de l'opium, morphine, etc., et en général de tous les anesthésiques, loin d'être proscrit est, au contraire, permis, conseillé même, à la condition que le médecin, et le médecin seul, opérant dans un but thérapeutique, puisse apprécier les dangers que peut courir l'individu soumis à cette médication. C'est à la conscience et non à l'intérêt qu'il appartient de répondre. Ni le souci de la renommée, ni celui de la fortune, ne doivent diriger la main du praticien. La médecine, en cherchant l'utilité des remèdes dans les maladies, en étudiant leur action sur l'homme souffrant, devient la plus noble de toutes les sciences. « Guérir quelquefois, soulager souvent, consoler toujours », voilà sa devise. « — Le scepticisme thérapeutique n'a pas de raison d'être, et il n'est plus possible de dire avec Pinel : « Une maladie étant « donnée, déterminer sa place dans le cadre nosologique.» « Si la médecine devait borner ses efforts à classer « et à décrire les maladies, comme les naturalistes « classent les animaux, les insectes et les plantes, « elle aurait bientôt perdu en prestige dans l'huma- « nité ce qu'elle aurait gagné en considération dans « les écoles et les académies. Aucune société n'a pu « se former sans avoir pour premier médecin la com- « passion tendre, dévouée, aveugle peut-être, empi- « rique toujours ; mais la charité devient vite clair- « voyante et apprend à découvrir ce qui est utile et « raisonnable, d'où les premiers essais d'une science « qui se fortifie par la foi dans la force de ses moyens.» Les moyens que la médecine utilise dans la médication calmante s'adressent à la douleur qu'ils apaisent ou à l'intelligence qu'ils anéantissent. On doit employer de préférence les agents qui détruisent la sensibilité en laissant intacte l'activité de l'intelligence. Dans les affections incurables et douloureuses, pour enlever au malade le sentiment de ses vives souffrances, il n'est jamais permis, même sur sa demande, de donner l'opium ou les calmants anesthésiques à des doses devant produire un empoisonnement, même dans le cas où les lésions organiques indiquent presque fatalement une mort prochaine. En principe, avant de recourir aux agents anesthésiques le médecin doit s'assurer si l'application de ces calmants ne fait point courir de danger au malade.

Mais s'il est permis et même conseillé au praticien d'employer la médication narcotique ou anesthésique en suivant les règles tracées par la thérateutique et la théologie, le malade ne doit jamais se permettre de recourir à ces médicaments dangereux dans le but de se soustraire à la souffrance ou d'accroître artificiellement une énergie nerveuse défaillante et surtout pour se procurer les ravissements et les voluptés d'un paradis imaginaire. Les sujets adonnés à ces drogues perfides ne s'appartiennent plus ; ils ont perdu toute volonté. Les morphinomanes comme les éthéromanes ne tardent pas à éprouver des sensations d'anéantissement et d'angoisse indéfinissables.

Malgré les doses effrayantes de morphine qu'ils arrivent à s'introduire, ils ne peuvent calmer des souffrances intolérables ou provoquer le sommeil. Bientôt surviennent les lésions les plus graves et les détériorations les plus profondes des organes les plus importants de l'économie. Enfin arrivent le ramollissement, la paralysie, les hallucinations terrifiantes et la mort. Souvent même que d'infortunés ne trouve-t-on pas qui, ne pouvant plus se soustraire à ces crises douloureuses et pour éviter le scandale d'un suicide formel s'adonnent à ces déplorables habitudes qui déterminent fatalement la mort. C'est là, évidemment, un empoisonnement volontaire, un véritable suicide bien digne du châtiment suprême.

Le suicide est un des plus grands crimes que l'homme puisse commettre ici-bas ; mais le suicide sous la forme latente et sournoise des agents anesthésiques nous paraît revêtir un caractère particulièrement odieux.

Avant de quitter cette question si grave et si grosse de conséquences désastreuses pour l'individu et la société, concluons à la nécessité pour le théologien et et surtout pour le pasteur des âmes de réagir, par tous les moyens de diffusion de la pensée, pour faire connaître à tous l'action dépressive et les épouvantables désordres causés par l'emploi des calmants et des anesthésiques, en dehors de la surveillance du praticien. En agissant ainsi, on fera une fois de plus œuvre utile et moralisatrice. Mises ponctuellement en pratique, les règles si sages tracées par le Saint-Siège contribueront à combattre ces manies toxiques pour le plus grand bien de l'humanité souffrante.

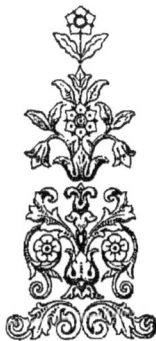

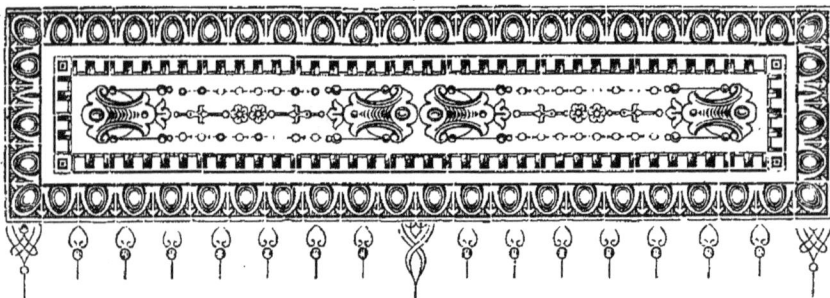

DE

# L'ANESTHÉSIE HYPNOTIQUE

Un certain nombre de médecins font usage de l'hypnose et de la suggestion dans le traitement des maladies nerveuses. D'autre part, l'hypnotisme prend tous les jours une importance de plus en plus considérable au point de vue psychologique et physiologique. Depuis quelques années, on fait de l'hypnotisme un moyen anesthésique bon à substituer à l'action des stupéfiants et des narcotiques. Les corps savants, les académies, les écoles les plus célèbres et même les gouvernements se sont émus. Quelquefois, on a vu les cours criminelles se transformer en salles académiques où des professeurs de facultés s'efforçaient d'expliquer au jury les phénomènes étranges de l'hypnotisme. La Faculté de Médecine de Paris possède déjà un

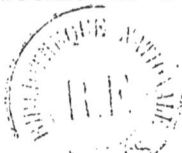

cours d'hypnologie; bientôt peut-être l'Université de Bruxelles instituera un cours semblable : en un mot, l'hypnotisme est à l'ordre du jour. Jusque dans ces derniers temps, le monde savant se réservait et dédaignait le magnétisme; car magnétisme et hypnotisme sont une seule et même chose. Ce n'est que depuis les fameuses expériences du professeur Charcot à la Salpêtrière que les savants se sont livrés aux études nécessaires. Aussi, en présence de la résurrection du magnétisme, ou, pour mieux dire, de sa transformation en hypnotisme, nul n'a été surpris de voir l'enseignement de ces phénomènes jusqu'ici mystérieux introduit officiellement dans les écoles théologiques. En France, en Allemagne, en Italie, en Espagne, la question de l'hypnotisme est introduite dans le programme des études et les conférences diocésaines. Déjà nous possédons un grand nombre de travaux dûs à des plumes ecclésiastiques. L'abbé Méric, Granclaude, Lelong, Elie Blanc, de Bonniot, en France; d'Annibale, Ciolli, Franco, en Italie; Lehmkul, en Allemagne; Mgr Sanchez, en Espagne, ont traité magistralement cette question si grave. Malheureusement, tous ces savants théologiens qui ont longuement étudié l'action d'une puissance extra-naturelle dans les étranges phénomènes de l'hypnose, n'ont fait qu'effleurer la question de l'hypnotisme au point de vue scientifique ou thérapeutique.

Avec les maîtres les plus autorisés nous remarquerons que l'hypnotisme contemporain n'est que l'incarnation scientifique du magnétisme que l'abbé Faria exposait à Paris au commencement de ce siècle, c'est-à-dire le somnambulisme provoqué ou artificiel.

Dans l'homme, l'âme animale ou, en d'autres termes, le principe vital, n'est ni matérielle ni absolument dénuée de connaissance et de conscience. C'est de la mystérieuse union de l'âme sensitive et de l'âme spirituelle que naît dans l'homme ce dualisme terrible dont se plaignait si éloquemment saint Paul et dont les philosophes païens ont vainement recherché la cause. « L'idée de deux puissances distinctes est bien ancienne, dit Joseph de Maistre, même dans l'Eglise. » « Ceux qui l'ont adoptée, disait Origène, ne pensent pas que les mots de l'Apôtre : la chair a des désirs contraires à ceux de l'esprit, doivent s'entendre non de la chair proprement dite, mais de cette âme qui est réellement l'âme de la chair : car, disaient-ils, nous en avons deux, l'une bonne et céleste, l'autre inférieure et terrestre; c'est de celle-ci qu'il a été dit que ses œuvres sont évidentes, et nous croyons que cette âme de la chair réside dans le sang. » Les plus illustres docteurs de l'Eglise, les plus profonds penseurs dont s'honore l'humanité ont longuement exposé les raisons qui militent en faveur de cette doctrine. Les praticiens et les moralistes qui voudraient s'édifier à ce sujet n'ont qu'à lire les *Soirées de Saint-Pétersbourg* de Joseph de Maistre. Après ces remarques nécessairement très abrégées, nous dirons que le somnambulisme spontané ou artificiel n'est que le rêve de l'âme animale. En effet, dans le rêve, les illusions des sens sont constantes; les perversions sensorielles, les saveurs confondues entr'elles, une odeur prise pour une autre sont aussi les caractéristiques des mystérieux phénomènes observés dans le somnambulisme. Les craintes, les angoisses que

l'on éprouve dans le rêve laissent souvent des traces
visibles après le réveil : et la suggestion hypnotique
produit tous ces phénomènes. Certes nous ne prétendons
pas expliquer certains mystères observés dans l'hypnose
par le jeu des forces de l'âme animale ; d'après les
savants les plus compétents, il se peut que le sujet
mis en état de somnambulisme ne puisse échapper à
l'action des puissances des ténèbres ; mais nous pouvons
affirmer que les procédés d'hypnotisation constituent
des pratiques médicales et thérapeutiques que l'autorité religieuse n'a pas condamnées.

Consulté à diverses reprises, le Saint-Siège apostolique s'est occupé du magnétisme. La Sacrée Con-
grégation du Saint-Office, le 23 juin 1840 et le 28
juillet de l'année suivante, distinguait entre le magnétisme dangereux au point de vue physique et moral
et produisant des effets mystérieux et étranges, inex-
plicables sans l'intervention de l'esprit du mal, et le
magnétisme naturel qu'elle tolérait — *remoto omni
errore, sortilegio, explicita aut implicita invocatione
dæmonis.*

En 1841, la Sacrée Pénitencerie avait condamné
l'usage que nous qualifierons de charlatanesque du
magnétisme ; état extra-lucide d'une personne prédisant
les choses futures, devinant les pensées secrètes et
opérant de prétendues guérisons merveilleuses.

Enfin, l'acte le plus important que le Saint-Siège
ait fait paraître sur le magnétisme, c'est l'Encyclique
adressée aux évêques du monde catholique, le 4 août
1856. Mais il est à remarquer que Rome s'occupait
surtout, dans ce document, du magnétisme mystique ou

spiritisme. On sait que les magnétiseurs spirites prétendent communiquer avec les esprits, c'est-à-dire avec les âmes des morts, directement ou par l'intermédiaire d'individus nommés médiums. Or, la vraie science, d'accord en cela avec la théologie, condamne ces pratiques funestes, ces communications des vivants avec les morts qui ne sont que des esprits des ténèbres. Dans tous ces actes de l'autorité suprême, il est uniquement question ou des abus du magnétisme ou des manœuvres coupables des occultistes.

Aussi, si le Saint-Siége n'a pas cru devoir condamner l'usage du magnétisme ou hypnotisme, se rend-il coupable d'un acte mauvais le praticien qui croit nécessaire de recourir au sommeil hypnotique comme moyen de soulager l'humanité souffrante ?

Il existe de grandes différences entre les opinions qui ont cours en Europe dans les écoles de haute théologie. Des maîtres éminents, d'Annibale et Lehmkul disent non, d'autres non moins savants que pieux sont pour l'affirmative. Quelques-uns distinguent entre les grandes phases de l'hypnotisme et condamnent l'état de clairvoyance comme une manœuvre réprouvée. Ici, la vérité nous paraît être dans un juste milieu.

Placé aux confins de l'esprit et de la matière, l'hypnotisme est un des mystères les plus impénétrables que la science médicale et la théologie aient encore soulevés. Les limites de ces *Etudes* ne nous permettant pas d'entrer dans de grands développements, nous ne pouvons poser la thèse théologique dans toute sa rigueur; il nous suffira de résumer ici les raisons des maîtres éminents qui condamnent ou tolèrent les pratiques de l'hypnotisme.

Jusqu'à la fin de l'année 1888, les évêques européens s'inspirant sans doute de l'esprit des divers documents pontificaux cités plus haut, s'étaient élevés contre certaines pratiques des magnétiseurs spirites et avaient condamné ces manœuvres coupables, mais non le magnétisme pris en lui-même. Ce n'est qu'en 1888 que Mgr Sanchez-Hervas, évêque de Madrid, condamna, dans un mandement célèbre, tous les procédés d'hypnotisme même employé dans un but purement thérapeutique.

« Quelle que puisse être son importance et sa plus ou moins grande utilité comme élément thérapeutique, il n'est pas permis d'en user dans les conditions périlleuses où il est manifesté, parce que, dans l'emploi des moyens physiques pour produire des phénomènes qui ne sont pas naturels, on ne trouve pas la proportion rationnelle qui doit toujours exister entre la cause et ses effets..... On doit tenir pour réprouvées les pratiques hypnotiques toutes les fois que la personne qui y aura été soumise ne pourra s'en tirer, étant donnés les maux physiques et moraux qu'elles produisent, au témoignage même des hypnographes, sans un grave dommage pour sa dignité, sans l'affaiblissement de sa conscience, sans de répugnants désordres dans les affections de son cœur, sans un amoindrissement de sa liberté et sans de grands désordres en tout son être. »

Cette lettre pastorale de l'évêque de Madrid qui fit grand bruit dans le monde médical et que quelques-uns considérèrent comme une condamnation doctrinale de l'hypnotisme, nécessita la publication d'une savante dissertation due à la plume de l'abbé Méric, professeur de morale à la Sorbonne. Dans cet excellent travail, qui nous a mis à même d'apprécier la profondeur des hautes études médicale et théologique de l'illustre professeur, l'abbé Méric examine les conclusions du mandement de l'évêque de Madrid. — « L'auteur de la lettre pastorale affirme que l'hypnotisme est très dangereux au point de vue physique pour la santé des malades. — Je réponds : Oui, il en est ainsi quand l'hypnotiseur est un imprudent ou un charlatan ; non, quand l'hypnotiseur est un homme de science, un médecin consciencieux. — L'hypnotisme est très dangereux au point de vue moral, parce que le magnétiseur peut abuser de la femme magnétisée et commettre un crime. — Je réponds : Oui, quand le magnétiseur est un misérable ; non, quand le magnétiseur est un médecin honnête. Les troubles physiques et moraux ne découlent pas directement de l'hypnotisme, ils sont l'effet de la malice personnelle de celui qui les produit. Qui voudrait proscrire l'usage de la morphine, de l'opium, du chloroforme, parce qu'un misérable peut profaner, outrager le sujet endormi ? Je fais respirer à un homme un linge imbibé de quelques gouttes de chloroforme, il s'endort. Je ne sache pas que l'on ait jamais condamné le chirurgien qui fait une opération chirurgicale sur un endormi. Mais si j'abuse de ce sommeil pour suggérer au malade une pensée mauvaise (le sujet ainsi endormi cause quelquefois avec son chirurgien, tandis que la sensibilité est abolie), je me rends coupable d'un acte mauvais. Il faut donc distinguer avec le Saint-Siège et avec la science le phénomène de l'hypnose et l'usage que des misérables peuvent en faire, et il ne faut pas prétendre, comme on l'a fait quelquefois, avec une témérité qui irrite les savants, que le magnétisme est condamné.

« Quand il croit nécessaire de recourir à la suggestion, que fait le médecin ? Est-il vrai que, dans ce cas du moins, il diminue ou supprime la liberté ? Je ne le crois pas. Dans l'immense variété des affections nerveuses, le rôle de l'hypnotiseur consiste simplement à réveiller l'énergie de l'âme, à lui suggérer de la force vitale, à déterminer la volonté à faire sentir au corps son action, sa puissance, son influence plastique. Le malade ainsi hypnotisé, puis réveillé, reste libre, absolument libre, dans l'ordre moral et religieux. Il nous paraît donc qu'il n'est pas exact d'affirmer que l'hypnose abolit la liberté morale, dégrade l'homme et qu'on doit la flétrir.

« Ainsi donc, quand je considère l'hypnotisme médical, thérapeutique, soit en lui-même et sans l'élément suggestif, soit quand il est uni à la suggestion, je constate qu'il laisse intact le domaine religieux et moral ; il respecte la raison, la conscience, la liberté morale placée en face de la loi du devoir naturel et surnaturel. Que l'on flétrisse les magnétiseurs de foire et de carrefour, qui cherchent dans l'hypnose unie aux suggestions un amusement coupable aux dépens des facultés morales et de la dignité de l'homme, c'est un devoir ; mais nous estimons qu'il n'est pas permis de traiter avec cette rigueur le médecin expérimenté, prudent, intègre, qui a recours, dans des cas déterminés, à l'influence hypnotique. »

L'argumentation savante de ce maître éminent est

la réponse claire et précise au cas présenté plus haut. Oui, le praticien peut recourir à l'hypnotisme avec ou sans suggestion, dans un but scientifique ou thérapeutique.

En terminant ce travail, nous ne saurions passer sous silence les affirmations de certains savants qui prétendent expliquer par l'hypnotisme tous les faits surnaturels et miraculeux de l'Evangile, des extatiques et des mystiques stigmatisés. Tous les phénomènes étranges et vraiment merveilleux observés sur les corps des stigmatisés de tous les temps et de tous les pays, depuis saint François d'Assise et sainte Brigitte jusqu'à Emmerich et Louise Lateau s'expliqueraient par l'autosuggestion. La suggestion hypnotique pourrait, à la rigueur, guérir des maladies purement nerveuses : paralysies, contractures, etc., mais hélas! l'imagination la plus ardente, l'émotion morale la plus vive, et l'emploi de toutes les pratiques hypnotiques ne pourront jamais ressusciter un cadavre en décomposition, ou rendre la vue à un aveugle-né. Tous les jours, devant la science déconcertée et ébahie, nous voyons des malades atteints d'affections absolument incurables : cancer de l'estomac ou du poumon, tuberculose généralisée, etc., guérir radicalement et en quelques minutes, par une simple lotion d'eau de Lourdes. Tous les procédés d'hypnotisation, avec ou sans suggestion, ne pourront jamais procurer de guérisons semblables. Quant aux extases, remarquons en passant qu'il y a des marques caractéristiques qui séparent de la manière la plus essentielle l'hypnotisme et le sommeil mystique ou surnaturel. De l'aveu de tous les hypnographes, l'hypnotisé perd absolument tout souvenir de tout ce qui s'est passé pendant la crise. L'extatique, au contraire, jouit de toute son intelligence pendant le sommeil mystique, et ses souvenirs sont très précis au réveil.

Enfin, il est une autre question grave que nous ne ferons qu'indiquer. Pourrait-on employer l'hypnotisme à titre d'agent moralisateur, comme moyen pédagogique ? Les pratiques hypnotiques peuvent-elles intervenir dans la procédure civile et criminelle ? Le docteur Ladame, de Genève, a déjà répondu à cette question.

« Quand même on pourrait arriver de cette manière à la découverte du véritable criminel, nous pensons que la justice réprouvera toujours un moyen qui enlève à l'accusé son libre arbitre et sa volonté pour le livrer forcément à ceux qui chercheront à lui faire faire des révélations inconscientes, compromettantes pour lui-même et pour les autres. »

Quant à essayer la suggestion hypnotique comme méthode d'éducation, ce serait vouloir transformer les réalités de la vie ordinaire en un état d'inconscience et d'irresponsabilité où le libre arbitre annihilé ne pourrait plus distinguer entre le bien et le mal. Ce serait là l'anéantissement de la personnalité humaine. Et pourtant, ce moyen d'éducation a été essayé dans quelques sociétés de patronage, et déjà l'on demande aux pouvoirs publics de l'employer dans les établissements de correction. Les efforts de ces prétendus bienfaiteurs de l'humanité seront-ils couronnés de succès ? Nous nous arrêtons, non sans inquiétude sur ce point d'interrogation.

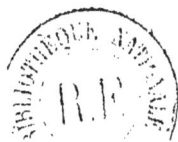

Imprimatur :

Niciæ die XIX maii 1893.

FABRE, *Protonotarius apost., v. g.*

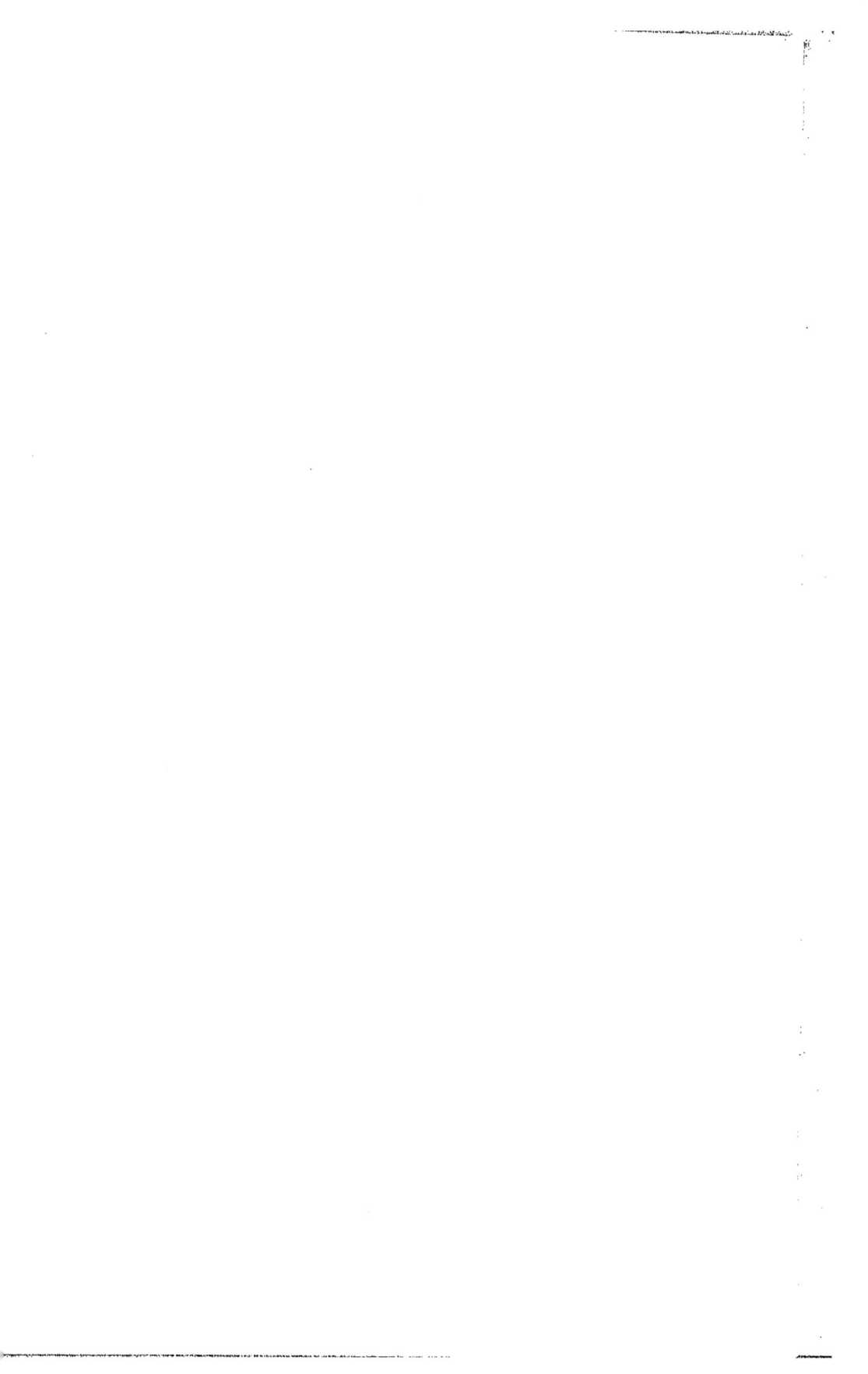